AF385093

DE

L'ACTINOMYCOSE

DU

MAXILLAIRE SUPÉRIEUR

PAR

LE DR QUENET

DE

L'ACTINOMYCOSE

DU

MAXILLAIRE SUPÉRIEUR

PAR

LE DR QUENET

LYON

A. REY, IMPRIMEUR DE LA FACULTÉ DE MÉDECINE

4, RUE GENTIL, 4

1895

MEIS ET AMICIS

M. le professeur Poncet nous a inspiré ce travail :
nous ne saurions trop lui manifester notre gratitude.
Nous avons passé deux ans dans son service de l'Hôtel-
Dieu et c'est à lui que nous devons la plus grande
partie de nos connaissances chirurgicales. Nous tenons
à lui exprimer notre très vive reconnaissance et pour
l'honneur qu'il nous fait de présider cette thèse, et pour
l'extrême bienveillance avec laquelle il nous a accueilli
quand nous nous sommes adressé à lui.

En quittant la Faculté de médecine de Lyon et
l'Ecole du Service de Santé militaire, nous adressons
nos hommages respectueux à tous les maîtres dont nous
avons suivi l'enseignement, à tous ceux qui ont contri-
bué à notre instruction.

Nous conserverons le souvenir des attrayantes leçons
cliniques et des savants cours magistraux de M. le
professeur Teissier. Nous ne saurions oublier la bienveillance qu'il nous à témoignée : nous espérons qu'il
voudra bien croire à la sincérité de notre gratitude.

M. le médecin principal de 1ʳᵉ classe Viry s'est intéressé à nous pendant notre séjour à l'Ecole, nous lui en sommes profondément reconnaissant.

Nous nous rappellerons les enseignements pleins de méthode et de précision que M. le médecin-major Ferraton, professeur agrégé du Val-de-Grâce, nous a donnés, au début de nos études, dans son service de l'hôpital Desgenettes : nous l'assurons de notre reconnaissance.

Que nos amis, au dévouement desquels nous avons eu maintes fois recours, reçoivent ici l'assurance de notre sincère attachement. Que nos camarades de promotion, enfin, acceptent nos remerciements pour les marques de sympathie qu'ils nous ont manifestées pendant ces trois dernières années.

INTRODUCTION

Pendant notre stage dans le service de M. le professeur Poncet, nous avons eu l'occasion d'observer une malade chez laquelle le maxillaire supérieur gauche avait complètement disparu à la suite d'une lésion inflammatoire: La large brèche régulière, que la destruction de cette portion intra-buccale du squelette avait formée, devait fatalement à première vue éveiller l'idée d'une ancienne lésion syphilitique.

Il n'en était rien, l'examen d'un fragment osseux séquestral, pratiqué par M. le Dr Dor, chef du laboratoire de la clinique chirurgicale, permit de découvrir de nombreux actinomyces et dès lors, le diagnostic d'actinomycose s'imposait.

M. le professeur Poncet, particulièrement intéressé par cette forme térébrante essentiellement destructive des lésions actinomycosiques qui avaient dû être probablement prises pour des accidents syphilitiques, appela notre attention sur la malignité particulière de cette variété d'actinomycose.

Partant de cette idée, que le champignon parasitaire doit trouver suivant les tissus, suivant les régions, un terrain plus ou moins favorable à son développement, il nous engagea à étudier l'actinomycose localisée au maxillaire supérieur, et à rechercher dans la littérature chirurgicale les observations qui avaient pu être publiées sur ce sujet. Ce sont ces recherches, qui ont eu pour point de départ deux observations recueillies dans son service, qui font l'objet de notre thèse.

Après quelques considérations générales sur les formes cliniques de l'actinomycose en général, nous aborderons l'étiologie de l'actinomycose du maxillaire supérieur. Le troisième chapitre traitera de l'anatomie pathologique ; nous avons cru qu'il était préférable de placer dans le quatrième chapitre la symptomatologie, pensant ainsi rendre plus net ce point important de la question et le mécanisme des complications.

Le diagnostic occupera le cinquième chapitre ; le pronostic et le traitement feront l'objet des deux derniers chapitres auxquels feront suite les observations que nous avons recueillies.

DE L'ACTINOMYCOSE

DU MAXILLAIRE SUPÉRIEUR

CHAPITRE PREMIER

Des formes cliniques de l'actinomycose.

L'actinomycose peut s'attaquer à tous les organes et siéger dans tous les points de l'organisme : aussi, il est difficile de distinguer des formes bien différenciées. Elle peut se limiter au point qui a été la porte d'entrée de l'actinomyces et on a alors une forme localisée se développant par extension périphérique lente et continue, susceptible de se généraliser en empruntant les voies circulatoires, ou bien, elle peut se généraliser d'emblée sans qu'on puisse quelquefois retrouver la porte d'entrée.

On peut établir comme l'a fait Jirou, trois formes de l'actinomycose : 1° forme néoplasique, 2° forme caséeuse, 3° forme pyohémique. Ces formes présentent dans leur évolution quelque ressemblance avec la tuberculose, ainsi que l'a fait remarquer M. le professeur Poncet. N'y a-t-il pas en effet une certaine analogie entre la forme inodulaire ou néoplasique et la phtisie fibreuse, entre l'extension progressive de l'actinomycose et l'extension lente de la tuberculose, entre la granulie primitive ou consécutive et l'actinomycose généralisée d'emblée ou secondairement.

Des trois formes de l'actinomycose, la seconde est la plus fréquente, la forme pyohémique est plus souvent secondaire, la forme néoplasique est la plus rare chez l'homme.

L'actinomycose peut atteindre tous les tissus et tous les organes ; aussi nous pensons qu'il est préférable d'établir la division précédente plutôt que de distinguer, comme Firket, une forme cervicale, une forme thoracique d'emblée, une forme lombo-adominale, ou cinq formes (Cornil et Babès) : cervicale, néoplasique limitée, thoracique, pyohémique, péritonéale, ou six formes : abdominale, cérébrale, cutanée, pyohémique, bucco-pharyngée, thoracique (Roger). Ces divisions ne donnent pas suffisamment l'idée de la lésion en elle-même ou de son siège anatomique.

Si l'on jette un coup d'œil sur l'actinomycose animale, on constate que la forme néoplasique est le plus souvent observée et qu'elle siège habituellement aux maxillaires. L'abatage de l'animal a lieu ordinairement avant la suppuration.

La localisation de l'actinomycose chez l'homme est très variable et dépend naturellement de la porte d'entrée du champignon rayonné. On l'a vue aux mains, sur une cicatrice de cancer du sein opéré, au sacrum, à la face, au cou, aux membres, à la paroi thoracique, au maxillaire inférieur, au maxillaire supérieur, au temporal, au pariétal à l'arcade zygomatique, au rachis et à l'occipital, à la clavicule, au fémur, aux cartilages du larynx, au cerveau ; au foie, aux reins, aux poumons, aux bronches, au pharynx et à l'amygdale, au cæcum, au rectum, à la rate, aux ovaires, à la vessie, au cœur, au péritoine, etc.

Très exceptionnellement les viscères sont atteints primitivement, mais ordinairement par généralisation secondaire.

CHAPITRE II

Etiologie.

L'actinomycose humaine [1] n'est plus rare chez nous :
« elle n'a pas été importée récemment, elle existe mais
elle est méconnue souvent.... il est donc inexact de dire
que la France est particulièrement privilégiée sous ce
rapport » (Poncet).

D'après la statistique de M. le professeur Poncet, le
total des cas observés jusqu'à ce jour, en France, atteint
le chiffre de 38, dont 15 dans la région lyonnaise. Sur ces
38 cas, nous avons 2 cas d'actinomycose du maxillaire
supérieur.

[1] Depuis qu'on connaît mieux l'actinomycose et que les cas observés se multiplient, on constate qu'elle est répandue à peu près
universellement. Assez fréquente en France, comme en Allemagne, en Autriche et en Russie, rencontrée en Suisse, en Hollande,
en Angleterre, en Danemark, en Suède, en Italie, aux Etats-Unis
et au Brésil, elle a été signalée aussi en Algérie et tout récemment en Egypte.

Les 16 observations que nous publions sont le résultat de nos recherches dans la littérature chirurgicale de l'Allemagne, l'Autriche, la Belgique et la Suisse. Il est vrai que la fréquence de l'actinomycose dans certaines régions est telle qu'on n'en publie plus les cas observés. L'actynomycose du maxillaire supérieur est donc une rareté due sans doute aux causes qui déterminent son éclosion.

L'infection actinomycosique a lieu :

1° A la suite de traumatisme direct, créant la plaie et introduisant en même temps le parasite : le fait est fréquent, Bostrom l'a constaté et l'a trouvé plus fréquent au moment des moissons. C'est une inoculation directe.

2° A la suite de l'infection, à un moment donné, d'une plaie déjà existante ou d'un tissu déjà malade.

3° A la suite de l'introduction fortuite, sans effraction, de l'actynomices dans un organe quelconque (actin. pulm. intest.)

Ces trois moyens d'infection se partagent inégalement entre eux les cas observés.

Les deux premiers ont un rôle dans l'étiologie de l'actinomycose du maxillaire supérieur.

L'actinomyces fixé ou développé sur un corps quelconque : le plus souvent une tige de blé, d'herbe que les habitants des campagnes mâchonnent, ou bien encore une graine, est introduit dans la bouche avec celui-ci. Arrivé en milieu favorable, s'il se fixe sur une dent cariée, ou sur la cicatrice anfractueuse d'une dent arrachée, il se développe ; la maladie est dès lors constituée. Il en est de même si le conctact d'un animal actinomycosique amène finalement le parasite dans la cavité buccale. C'est le cas de l'obs. XV dont le sujet avait des bœufs malades.

Les choses se passeront encore ainsi si le corps étranger détermine une plaie accidentelle des gencives, si légère soit-elle. Tout se passe alors comme dans le cas de ce malade dans le pharynx duquel un abcès mycotique se développa après qu'un épi de blé s'y fut fixé.

Ces faits expliquent le début habituel de l'actinomycose par les gencives et le rebord alvéolaire.

Il est établi actuellement que l'actinomycose se rencontre de préférence chez les laboureurs, les cochers, les valets de ferme, chez tous ceux qui sont en contact avec les animaux, plus particulièrement les bovidés. On l'observera encore chez ceux qui manipulent des fourrages secs, milieu sur lequel doit se trouver le parasite : une plaie peut permettre son inoculation, il peut aussi être absorbé avec les poussières végétales.

Ce que nous savons de l'actinomycose en général nous porte à croire que le plus grand nombre des cas d'actinomycose du maxillaire supérieur doit-être attribué à la contamination par les végétaux, soit qu'ils portent le parasite depuis leur développement, soit qu'ils aient été souillés par le contact d'un animal malade. Il est admis d'ailleurs que la fréquence de l'actinomycose de la cavité buccale chez les bovides est due aux petites plaies que le fourrage peut déterminer pendant la mastication.

Depuis longtemps déjà on a signalé les régions humides et les années pluvieuses comme plus favorables à l'actinomycose. Aussi la première source de la maladie serait le végétal : l'actinomyces pouvant passer sur l'animal avant d'atteindre l'homme, mais cet intermédiaire n'étant pas nécessaire. Rappelons en faveur de la théorie du transport du parasite par le végétal que Liebmann

a cultivé l'actinomyces sur une graine qui poussait et que
M. Dor a eu des colonies sur des grains d'avoine et de
blé.

Les observations que nous rapportons donnent peu de
renseignements sur les occupations habituelles des malades
qui en font l'objet ; néanmoins nous pensons qu'en raison
des circonstances dans lesquelles on observe la maladie,
on la constatera le plus souvent à l'âge adulte à peu près
aussi fréquemment chez la femme que chez l'homme, car
celle-ci a sa part des travaux de la campagne, rarement
chez l'enfant où elle ne peut être qu'accidentelle.

CHAPITRE III

Anatomie pathologique.

L'actinomyces introduit dans un tissu donne naissance à un mycélium et à une colonie rayonnée ; il se produit tout autour de celle-ci un foyer inflammatoire qui, au commencement n'est composé que de cellules épithélioïdes et de cellules géantes. Le nodule ainsi formé peut arriver au volume d'un pois : il contient des masses plus ou moins abondantes d'actinomyces situées au centre de la néoformation et rappelle la structure des tubercules dont il se distingue par la persistance de sa vascularisation (Fischer). Les cellules géantes et les cellules épithélioïdes sont en châssées dans les rayons du parasite et souvent présentent des prolongements destinés à absorber les rayons. Plus en dehors, on a des cellules rondes et autour de celles-ci des cellules fibreuses (Conil et Babès).

Les nodules devenus plus volumineux peuvent se ramollir à leur centre et subir une transformation suppurative qui donnera des abcès capables de se fusionner entre eux.

Si la prolifération conjonctive qui se fait autour du nodule actinomycosique atteint d'assez fortes proportions, le champignon rayonné est resserré dans un tissu scléreux abondant qui se substitue à lui, et le parasite meurt, il est résorbé ou se calcifie. Le plus souvent, à côté de foyers évoluant vers la guérison, on peut en trouver de plus jeunes, enveloppés d'un tissu conjonctif tenant le milieu entre le tissu embryonnaire et le tissu fibreux.

Lorsque la suppuration l'emporte sur la production de tissu nouveau, il se forme des cavités plus ou moins étendues, anfractueuses, pleines de pus et de grains jaunes, et de celles-ci partent des trajets fistuleux, dont les parois sont tapissées de granulations fixées sur le tissu conjonctif hyperplasié et qu'on retrouve dans leur épaisseur.

De ces trajets fistuleux qui vont s'ouvrir à l'extérieur ou dans la cavité buccale, s'écoule un liquide séropurulent, dans lequel on retrouve les actinomyces. Les parois des fistules et des abcès sont mollasses ; leur consistance augmente à mesure qu'on se rapproche des parties saines, et, à la périphérie, les parois sont formées de tissu conjonctif fibreux plus ou moins abondant, surtout dans les points où le processus s'arrête ou rétrocède.

Si la guérison survient, il reste longtemps des indurations cicatricielles. Le processus abandonné à lui-même progresse, il rencontre des os et les détruit ; les parois des vaisseaux sont atteintes, d'où la pénétration possible dans les veines ou les artères avec menace de thrombose, d'embolie, de généralisation ou de pyohémie : les métastases évoluent comme des foyers primitifs.

Dans quelques cas, les microbes pyogènes qui accompagnent le parasite, émigrent seuls et vont déterminer des abcès dans lesquels on ne trouve jamais le parasite spécial. Ce fait explique les lymphangites et les adénites qu'on observe dans cette affection et qui ne sont jamais dues à l'actinomyces lui-même.

Le tissu osseux est atteint par l'extension progressive d'un foyer actinomycosique. M. Gangolphe distingue deux degrés d'altérations osseuses : les lésions superficielles et les lésions profondes. Le périoste ne réagit pas contre l'actinomyces, on a cependant signalé quelques ostéophytes. Ce défaut de défense explique l'envahissement et la destruction successive du périoste et du tissu osseux sous-jacent : décollé et détruit, il laisse l'agent pathogène attaquer la surface de l'os.

L'os dénudé est baigné par le liquide purulent, il s'altère d'abord superficiellement : une section complète montre que les parties profondes ont échappé jusqu'à ce moment au processus.

Mais les lésions peuvent envahir celles-ci. On peut avoir tous les intermédiaires entre les lésions superficielles et les lésions profondes. Peut-être s'agit-il dans ce dernier cas, d'une virulence spéciale de l'actinomyces ou d'une association microbienne qui faciliterait la destruction du tissu osseux, car les lésions osseuses évoluent avec une rapidité variable : le maxillaire supérieur était détruit presque en entier chez la malade qui fait l'objet de l'observation XVI et M. le professeur Poncet croit avoir rencontré, dans ce cas, une forme térébrante de l'actinomycose.

Quand toutes les couches osseuses sont atteintes l'os

apparaît profondément carié et ramolli, en certains points on ne trouve que du tissu de granulations, à la pression on fait sourdre du pus; « les orifices, dont l'os peut être criblé, conduisent dans de petites cavités, dont certaines sont assez volumineuses, et des particules osseuses peuvent se détacher de la masse principale..... les aréoles spongieuses sont successivement envahies, on ne trouve que très rarement signalée la production d'ostéophytes et encore, dans ce cas, il s'agirait d'infection mixte. On ne trouve nulle part d'épaisissement périostique, de sclérose osseuse, on constate, au contraire, une raréfaction générale, un travail d'érosion de l'extérieur à l'intérieur, de dénudation, de fonte des parties osseuses malades. Les lésions osseuses ont des tendances extensives plus encore que celles du tissu cellulaire, il n'y a pas d'encapsulement, le tissu osseux est détruit par une raréfaction progressive, par un travail très net d'ostéite raréfiante. » (Gangolphe.)

Il est admis, depuis longtemps déjà, que le même parasite se comporte différemment chez l'homme et l'animal ; chez le bœuf, on trouve le plus souvent un tissu d'aspect sarcomateux à la place de l'os sain.

Faut-il, pour expliquer ces différences, invoquer des associations microbiennes spéciales ou bien la possibilité d'une réaction différente des tissus chez les bovidés et chez l'homme en présence du même parasite. Boström et M. le professeur agrégé Gangolphe sont d'avis que l'actinomyces, au point où il se développe, aboutit au ramollissement et à la liquéfaction du tissu. Cornil et Babès, Ziegler partagent cette opinion. Ce serait un processus comparable à la caséification de certains foyers tuberculeux. Ullmann pense qu'à l'état pur le parasite peut provoquer un processus simplement néoplasique.

Quoi qu'il en soit, le plus souvent, chez l'homme, les microbes pyogènes s'associent secondairement, au moins, à l'actinomyces et ajoutent leur action à la sienne. Si, chez les animaux, il ne se produit pas de pus, c'est peut-être encore qu'ils sont moins sensibles à l'action des agents pyogènes.

Longtemps prolongée, l'affection aboutit à la généralisation, à la dégénérescence amyloïde des viscères et à la mort.

Ces lésions ne sauraient différer à la région du maxillaire supérieur où la maladie attaque presque simultanément le tissu osseux et les parties molles, grâce à son début alvéolaire.

Sur les 16 observations que nous avons recueillies, le point de départ de l'affection, précisé 9 fois, se trouve 8 fois à la région des molaires. Si l'ont veut bien considérer que les molaires sont les dents les plus souvent atteintes de carie, on peut penser que cette dernière a un certain rôle dans le développement de la maladie[1].

L'actinomycose n'atteint, pour ainsi dire, primitivement le maxillaire supérieur que par la cavité buccale et seulement par le bord alvéolaire. Quand elle s'est étendue à la face externe de celui-ci, on y trouve des nodosités actinomycosiques et l'ostéite raréfiante amenant la chute des dents. On peut trouver les abcès mycotiques communi-

---

[1] Parsh a constaté par des coupes d'une dent cariée, dans un cas d'actinomycose, que le champignon pénètre par la dent et il a trouvé des actinomyces dans le canal dentaire.

quant entre eux par des canaux profonds, traversant les muscles, ou reposant directement sur l'os dont le périoste est détruit ou atteint plus ou moins en ces points. Des abcès partent de petits diverticules, ou bourgeons marquant l'extension de la maladie. Le maxillaire est toujours lésé au point qui répond à l'implantation primitive du parasite. C'est encore de l'ostéite raréfiante qu'on constate dans les alvéoles envahies par le champignon rayonné.

On n'observe que rarement et tardivement des lésions avancées du maxillaire supérieur, telles qu'on les retrouve par exemple dans les vertèbres et dans le maxillaire inférieur ; cette particularité est peut-être due au tissu compact qui prédomine chéz celui-là. Les séquestres sont rares, ils se forment quand le périoste est détruit de bonne heure (obs. VI) ; on ne voit pas de cavités purulentes, c'est plutôt une érosion lente qui se produit uniformément de la surface vers la profondeur et qu'on observe ordinairement sur les os minces et non spongieux. L'hyperostose, quand elle existe, est toujours très limitée et peu accentuée.

L'actinomyces peut perforer les parois du sinus maxillaire,. son travail destructif s'étend rarement à la voûte palatine ; les tissus de cette région présentent plutôt les lésions d'une inflammation chronique. La forme térébrante seule s'attaque au palais osseux.

L'émail des dents a présenté quelquefois de fines et nombreuses éraillures, semblant dues au parasite; de petites cavernes même ont été signalées (obs. IX), ne pénétrant pas jusqu'à la pulpe dentaire.

Les fistules sont une production constante de l'actinomyces, ce ne sont que des prolongements des abcès mycotiques ouverts à l'extérieur ou dans la cavité buccale. Ce sont les prolongements des abcès qui font la gravité de l'actinomycose du maxillaire supérieur en transportant le parasite dans les régions avoisinantes. Rarement on trouve des fistules cicatrisées, même après un traitement approprié; on a même vu le curetage occasionner de nouveaux abcès comme s'il y avait eu une véritable réinoculation.

Quand la région maxillaire est totalement envahie, on note des fusées dans l'orbite, la paupière inférieure et la paupière supérieure, perforant l'ethmoïde et les cornets du nez, soulevant la muqueuse des fosses nasales et du pharynx, érodant le sphénoïde, l'occipital, l'arcade zygomatique, ayant envahi la fosse temporale et la fosse sphéno-maxillaire.

Si étendues qu'elles soient, les lésions présentent toujours le même aspect. On peut encore trouver les vaisseaux du cou thrombosés, la carotide inférieure, la jugulaire obstruées par des actinomyces, qu'on retrouve jusque dans les vaisseaux de l'encéphale, dans les sinus du crâne, dans l'épaisseur des méninges, dans la gaine des nerfs craniens qu'ils ont suivie à travers les trous de la base du crâne.

La substance cérébrale elle-même a été quelquefois atteinte; le temporal, le pariétal, le sphénoïde, l'apophyse basilaire de l'occipital sont alors atteints. On a vu enfin les vertèbres cervicales, lésées par des abcès ayant fusé vers le pharynx, et, dans ces cas de lésions très étendues, la généralisation, la dégénérescence amyloïde du foie et des reins ont été constatées.

CHAPITRE IV

Symptômes.

Nous appellerons l'attention sur les deux aspects différents que peut prendre l'actinomycose du maxillaire
supérieur. Souvent elle se manifeste au début par une tumeur petite, profonde, dure, résistante, point de départ
du futur abcès mycotique qui lui-même en déterminera
d'autres à mesure que l'affection s'étendra : c'est l'aspect
le plus fréquent de la maladie, celui qu'elle présente
habituellement. La seconde forme est toute différente :
on n'y trouve pas de fistules, pas d'abcès, c'est une forme
nécrosante signalée par le professeur Poncet, à propos
d'un cas récent. Cette forme est rare (obs. XVI).

On a dit de l'actinomycose que ses symptômes étaient
essentiellement variables. Cart la qualifie de « camé-
lionesque » à ce sujet. Ceci semble devoir s'appliquer
aux localisations diverses de l'actinomyces plutôt qu'à ses
manifestations sur un même organe ou sur une même

région. Au maxillaire supérieur les lésions actinomycosiques se révèlent par les symptômes qu'on observe dans
l'actinomycose des parties molles et des os ; s'ils ne
varient guère, ils ne sont cependant pas pathognomoniques ; à ceux-ci viennent s'ajouter quelques autres
signes dus au voisinage de la cavité buccale et de l'encéphale.

Dans le plus grand nombre des observations, des
douleurs dentaires répétées devenant continues, plus
vives depuis quelque temps, résistant à toute médication
marquent le début de l'actinomycose. Le malade les
attribue à des dents cariées dont on constate le plus souvent la présence dans la zone douloureuse. En même
temps, il observe un léger degré de tuméfaction des gencives au même point.

Plus tard, le malade accuse une grande mobilité d'une
ou de plusieurs dents dans la région atteinte ; il arrive
que certains s'en arrachent eux-mêmes et constatent alors
que la racine est recouverte de pus. En déterminant quelques mouvements à la dent malade encore implantée, on
peut faire sourdre du pus entre la couronne et les parois
de l'alvéole. Dans le cas où la dent a été extraite ou est
tombée seule, les parois alvéolaires et les bords des
gencives ne se cicatrisent pas, mais ils forment une petite
cavité renfermant du pus au milieu duquel on retrouve des
granulations actinomycosiques.

Ces symptômes de début ne diffèrent pas si l'affection
a pour point de départ les gencives au lieu d'une alvéole :
la propagation se fait vite à une dent voisine. Une tuméfaction localisée des gencives se produit ainsi, appa-
raissant comme une nodosité diffuse, de couleur rouge

violacé, adhérente aux tissus voisins, se continuant sans limites nettes avec les gencives saines.

Nous ne considérons pas le cas possible d'une actino-mycose cutanée propagée au maxillaire supérieur, à travers les tissus qui le recouvrent. Ses symptômes seraient ceux d'une actinomycose à la période d'état.

On n'observe pas toujours la phase de début que nous venons de décrire, car ce n'est que plus tard que le malade vient réclamer des soins : il espère que l'avulsion d'une dent apaisera ses douleurs, aussi la maladie est-elle rarement diagnostiquée à cette période. Nous range-rons sous le titre de période d'état les phénomènes qui vont suivre.

La tuméfaction qui ressemble à une ostéo-périostite d'allure bizarre a gagné peu à peu la face externe du maxil-laire supérieur et se développe lentement. Elle arrive à perdre sa dureté et présente alors une pseudo-fluctuation : ses limites deviennent plus nettes par le fait de la multipli-cation des actinomyces dans la nodosité primitive, dont les cellules centrales se sont ramollies. L'abcès qui s'est ainsi formé va s'ouvrir dans la cavité buccale par une fistule purulente. L'écoulement de celle-ci est continu ; son exploration conduit dans la cavité de l'abcès reposant sur le maxillaire. La fistule s'ouvre au fond d'une dépres-sion cratériforme ou au sommet d'une petite élevure ressemblant beaucoup à celle de certains abcès ostéopa-thiques tuberculeux : ce fait se constate surtout aux fistules cutanées.

L'haleine du malade n'est habituellement pas fétide, mais elle peut le devenir à tout moment, grâce à l'inter-vention des microbes de toutes sortes. Le pus s'écoule alors en plus grande abondance, on observe des symptômes nets d'inflammation aiguë, de la tuméfaction de toute la région, de la fièvre tandis que l'affection en elle-même évolue d'une façon spéciale « semblant bien être de nature inflammatoire, mais ayant néanmoins une physionomie bizarre, éveillant en même temps l'idée d'un néoplasme [1].» (Poncet.)

L'abcès peut se fermer et s'ouvrir alternativement sans occasionner de nécrose osseuse voisine ni s'étendre. D'après Jirou, il peut, après une durée très variable, guérir en ne laissant qu'une mince traînée donnant une cicatrice à peine visible.

Lorsque des abcès mycotiques secondaires se développent avec rapidité sur toute la région, on observe une infiltration et une rougeur diffuse de celle-ci, envahissant plus ou moins toute la moitié correspondante de la face. Des fistules nombreuses s'ouvrent, donnant constamment un écoulement de pus caractéristique. La palpation permet de sentir les trajets fistuleux et scléreux. Ceux-ci communiquent entre eux et aboutissent pour la plupart sur le maxillaire supérieur.

Ordinairement les abcès et les fistules s'établissent lentement et de celles-ci les unes se cicatrisent pendant que de nouvelles se forment ; les cicatrices en sont toujours très apparentes.

L'examen de la bouche révèle les lésions du bord alvéolaire et fait découvrir des fistules gingivales : les gencives sont tuméfiées, la voûte palatine est le siège d'une

---

[1] Dans l'actinomycose quand la fièvre survient, elle indique la suppuration, mais la réciproque n'est pas vraie. (Hochenegg, cité par Gangolphe.)

induration chronique, le malade crache du pus en faible quantité. On observe du trismus, mais seulement quand la maladie a pris une certaine extension. Les douleurs spontanées sont très vives et peuvent s'accompagner de névralgies faciales. Elles contribuent avec l'écoulement de pus et le trismus à amener l'affaiblissement du malade privé de toute alimentation et de tout repos ; la fièvre devient continue et l'état s'aggrave.

La dernière période de la maladie va s'annoncer par d'autres symptômes qu'on ne pourra interpréter que si on connaît l'évolution de la maladie et si la recherche des grains jaunes dans le pus a été faite. Cette troisième période où l'actinomyces, ayant atteint toute la région maxillaire supérieure, se généralise à la moitié de la face, est marquée par les accidents les plus divers, selon la propagation et l'extension du parasite.

La moindre pression au niveau de la région fait sourdre par les fistules un pus abondant qui occupe toutes les mailles du tissu cellulaire soulevant la peau depuis la paupière et la région temporale jusqu'à la région sous-maxillaire et mastoïdienne. En tout point on trouve de la fluctuation. Le globe oculaire peut présenter une saillie anormale. « La peau de ces régions semble vermoulue » (Ponfick).

Le trismus, la raideur de la nuque, l'immobilité de la tête s'expliquent par les fusées d'actinomyces au milieu des muscles. La salive s'écoule de la bouche, plus abondante et mélangée de pus. Celui-ci peut même s'écouler par les narines. On observe encore la dysphagie, la dyspnée dues à quelque abcès évoluant du côté du pharynx ou du larynx.

Les parois du sinus maxillaire sont détruites par le parasite et il communique avec la cavité buccale directement ; la destruction du massif osseux peut même s'étendre au bord palpébral, au malaire, à la voûte palatine.

De pareils désordres ne vont pas sans phénomènes généraux : la fièvre est continue, les douleurs sont atroces, au trismus s'ajoute la dysphagie pour gêner l'alimentation et accentuer l'état d'amaigrissement du malade.

L'albuminurie peut encore s'ajouter à ces symptômes. Les phénomènes cérébraux confirment l'étendue des lésions. Si l'on veut bien considérer les facilités toutes spéciales que rencontre l'actinomyces pour envahir la boîte cranienne quand il a atteint la fosse ptérygomaxillaire, la fosse zygomatique ou la cavité orbitaire, pouvant pénétrer dans les gros vaisseaux de ces régions ou s'attaquer aux parois craniennes ou en franchir les orifices, on ne doit pas s'étonner que l'actinomyces y ait été rencontré souvent. Suivant la propagation des lésions et leur développement sur un point, on observera :

1° Des troubles de la vision ou seulement de l'exorbitisme si un abcès s'est développé dans la cavité orbitaire;

2° Des phénomènes cérébraux variés si l'actinomyces a pénétré dans le crâne. Les douleurs de tête que les malades accusent doivent faire penser qu'il y a menace de perforation du crâne. (Israel et Rötter.)

Les accidents cérébraux qu'on peut observer sont : la méningite purulente de la base, les convulsions et la paralysie des membres, la parésie, l'aphasie (obs. XI). Ils sont dus à des colonies d'actinomyces qui se développent dans les méninges ou dans la substance cérébrale elle-même.

Le ptosis est signalé (obs. XII), ainsi que le délire et l'agitation (obs. XIII et XIV). On ne doit pas oublier que la généralisation est possible à toute période et qu'elle simule alors toute autre maladie.

Le plus souvent, le malade s'éteint dans un marasme profond, après des souffrances terribles.

La durée de la maladie est sujette à de grandes variations, on peut d'ailleurs fixer difficilement le moment précis de l'invasion, mais la maladie évolue plus rapidement à la région maxillaire supérieure qu'ailleurs à cause des accidents qu'elle amène.

Dans l'observation I, la maladie se termina par la mort après onze mois. Le malade qui fait l'objet de l'observation II faisait remonter le début de sa maladie aux derniers mois de 1878, en janvier 1879, il présentait des fistules, de la tuméfaction de la nuque, des douleurs aux apophyses épineuses de la colonne cervicale, du trismus, de la dysphagie et quelques semaines avant sa mort, on ne trouvait pas encore de traces de généralisation : la maladie évolua en douze ou treize mois. Nous trouvons successivement une évolution de dix-sept mois (obs. VI), dix mois (obs. IX), deux ans (obs. X), sept mois (obs. XVI). Nous arrivons ainsi à une moyenne de treize mois ; les différences observées entre les dates extrêmes tenant peut-être à la virulence du parasite, très variable suivant Liebmann [1], et à l'action momentanée du traitement tenté.

[1] D'après Liebmann, l'actinomyces s'atténue en passant sur l'homme ou sur les animaux. Le parasite reprend son pouvoir pathogène, sa puissance végétative, s'accroît si on le fait pousser sur une plante.

CHAPITRE V

Diagnostic.

L'actinomycose étant une maladie assez rare, peut-être ne songera-t-on pas toujours à elle au moment d'établir un diagnostic : l'irrégularité de sa marche suivant l'organe et le point atteints contribuent encore à en rendre le diagnostic moins facile.

De tous les caractères que cette affection présente, un seul est absolument pathognomonique, c'est la présence dans le pus sécrété par les foyers d'actinomycose, des grains d'actinomyces. Ils ne sont pas toujours visibles à l'œil nu, une matière glaireuse les enveloppe parfois et on les prend pour des grumeaux. Quand les foyers ne sont pas ouverts, on ne saurait les diagnostiquer d'une façon certaine qu'en pratiquant une ponction à leur niveau et en recherchant les grains dans le liquide extrait, sans rejeter le microscope pour assurer d'une façon indiscutable de diagnostic.

Abstraction faite des renseignements microscopiques, le diagnostic peut être très hésitant et c'est le cas généralement. La maladie a une allure spéciale, et, après avoir hésité à porter un diagnostic, on examine le pus, et, dès lors, le diagnostic est porté. Si l'on songe que ces cas, au début au moins, avant l'établissement des fistules, peuvent être non seulement améliorés, mais guéris par l'iodure de potassium, on ne s'étonnera pas qu'on ait pris l'actinomycose pour des lésions gommeuses syphilitiques. Le résultat du traitement lui-même amène une cause de confusion qui a pu faire méconnaître l'actinomycose (Poncet).

Il est douteux qu'à aucun moment on ne puisse constater des grains jaunes dans des lésions actinomycosiques en évolution. Le cas de Guder, observé par Reverdin en 1890, où on ne constata pas d'actinomyces, doit être exceptionnel.

La maladie se distinguera par son allure spéciale, «une sorte d'hybridité des signes physiques, c'est-à-dire le mélange de lésions inflammatoires et néoplasiques... les malades font penser à une lésion scrofulo-tuberculeuse ; mais, en plus, ils donnent l'apparence de maladies qu'on n'a pas l'habitude de voir ». (Poncet.)

Le plus souvent, l'actinomycose au début fait songer à une périostite d'origine dentaire. Les deux maladies sont justiciables du même traitement et l'incision permet de faire le diagnostic par l'examen du pus.

Si l'ostéopériostite s'étend, l'inflammation remonte souvent, comme dans l'actinomycose, vers la face antérieure du maxillaire supérieur, vers la fosse canine, si l'abcès se développe et si la cause persiste, le pus se vide par intervalles dans la bouche par une fistule gingivale et rare

ment à l'extérieur par une fistule cutanée. L'ostéite profonde du maxillaire peut éclater dans de tels cas, si bien
que l'avulsion de la dent cariée, point de départ ordinaire
de l'affection, n'est plus suffisante. Les trajets fistuleux
sont indurés et scléreux comme dans l'actinomycose, mais
l'examen microscopique du pus doit fixer le diagnostic.
M. le professeur Poncet a insisté sur le grand nombre de
trajets fistuleux que déterminait l'actinomyces. Cette règle,
à laquelle la forme nécrosante fait seule exception, permet
d'éliminer les vieilles suppurations du bord alvéolaire du
maxillaire supérieur.

Parmi ces dernières, il en est que la syphilis peut déterminer. Celle-ci peut atteindre les parties molles de la
région ou le maxillaire lui-même. Nous considérerons
d'abord les cas où elle atteint l'os. Celui-ci peut être
atteint en un point quelconque, mais les alvéoles le sont
surtout, et c'est l'infiltration gommeuse alvéolaire qui
simulera le mieux les lésions actinomycosiques. « Au niveau du point atteint, dit Jullien, on voit bientôt les dents
s'ébranler, les gencives se tuméfier et rougir, un ulcère
se produit et détruit peu à peu la muqueuse en donnant
lieu à un écoulement nauséabond. » La fétidité de l'haleine,
la gêne de la mastication et de la déglutition font partie des
symptômes. La gomme débute par une périostite aiguë :
elle peut aboutir à la formation de séquestres et à la nécrose. Le processus se fixerait de préférence sur les
alvéoles des incisives tandis que l'actinomyces prend plutôt les molaires.

Aguilhon de Sarran a signalé la couleur blanche de la
gencive au niveau de la lésion syphilitique, couleur
analogue à celle des produits diphtéritiques.

Les gommes isolées du corps du maxillaire supérieur, celles de la voûte palatine, très rarement voisines du bord alvéolaire, donneront difficilement l'idée d'une lésion actinomycosique, à cause du point de départ de celle-ci. Aussi une actinomycose évoluant comme dans l'observation XVI doit-elle éveiller l'idée de syphilome tertiaire étendu avec nécrose, de même que la localisation de l'actinomyces à une alvéole doit faire penser à la nécrose spécifique de celle-ci. Ce ne sera donc pas une précaution vaine et inutile d'examiner attentivement les antécédents du malade au point de vue syphilitique et de rechercher dans le pus des grains caractéristiques.

Nous ne croyons pas utile d'insister sur le diagnostic des gommes ulcérées ou non des parties molles de la région : leur aspect, leur nombre, leur symétrie et le caractère de la fistule cutanée actinomycosique suffiraient, avec les renseignements recueillis, pour éclairer le diagnostic.

On écartera l'idée d'une manifestation tuberculeuse sur le maxillaire supérieur en remarquant que le bacille de Koch atteint le plus souvent dans ces cas des enfants ou des malades déjà porteurs d'autres lésions tuberculeuses. Les portions palatine et nasale du maxillaire sont les seules prises ordinairement.

L'empyème du sinus maxillaire, ouvert dans la cavité buccale par une fistule gingivale ancienne pourra faire penser à l'actinomycose. L'écoulement de pus par le nez sera un symptôme de la première affection.

L'abcès mycotique avant de s'ulcérer a une dureté toute spéciale signalée par Meunier de Tours. « L'irritation réactionnelle chronique des tissus aboutit à la production

de vraies tumeurs au milieu desquelles on trouve le parasite. Cette tumeur dure, dense, peut, d'après Israël,
rester longtemps dans cet état avant de s'affaisser et de se
vider de son pus à l'extérieur. »

Développée au niveau du bord alvéolaire et des gencives, elle peut donner l'idée de néoplasmes divers.
En premier lieu nous citerons le sarcome à myéloplaxes
qu'on a quelquefois pris pour un abcès; il peut causer de
vives douleurs, en se développant il constitue une tumenr
de volume variable, molle, fluctuante, rougeâtre pouvant
déterminer la chute des dents. Finalement, il s'étend du
côté de la voûte palatine et s'ulcère; le diagnostic est alors
fait, une incision permet de l'établir à tout moment, si les
modifications de l'état général et l'absence de clapiers
dans le tissu cellulaire n'ont déjà fait penser au sarcome.

Citons encore l'épulis du bord alvéolaire, mais à début
intraalvéolaire, faisant tomber la dent implantée et se
développant en présentant une pseudofluctuation. A
aucun moment, il ne donne de pus, ni de grains d'actinomyces. Les polypes de la pulpe dentaire arrivés au
stade de suppuration ne devront pas être confondus avec
une actinomycose localisée.

Les tumeurs d'origine dentaire peuvent-elles être la
cause d'erreurs ? La chose est douteuse et possible seule -
ment pour des kystes dentifères passés longtemps inaperçus
et arrivant tardivement à suppuration, avec production
de fistules. Ils sont peu douloureux et on a généralement
une anomalie du système dentaire. Nous dirons la même
chose pour les kystes uniloculaires arrivés à suppuration,
sauf que leur production tient souvent à l'altération
d'une dent. Il sera toujours indiqué d'examiner le trajet

des fistules cutanées et de rechercher les caractères d'induration de celles-ci.

Quand la lésion a évolué et s'est propagée à toute la région avec ses innombrables fistules et ses cicatrices multiples étendues jusqu'à l'orbite, la fosse temporale, l'arcade zygomatique et la parotide, quand le trismus s'est établi, la maladie a pris un aspect caractéristique. Les accidents dont elle se compliquera pourront éclater à tout moment et la raideur de la nuque, la dysphagie, les dou - leurs de tête seront les symptômes permettant d'assurer la propagation à la base du crâne et l'imminence des accidents cérébraux.

CHAPITRE VI

Pronostic.

On a beaucoup écrit sur le pronostic de l'actinomycose. Elle a été considérée comme presque fatalement mortelle par ceux qui l'observèrent d'abord et qui depuis sont beaucoup revenus de ce jugement. Les diverses localisations de la maladie expliquent la variabilité des pronostics établis. De plus, à côté d'une forme bénigne, la plus fréquente heureusement, se place une forme maligne où les malades sont morts malgré un traitement local et un traitement interne par l'iodure de K. (Poncet) Jirou a cherché à établir le pronostic de l'actinomycose d'une façon précise : il conclut que le siège de la lésion modifie entièrement le pronostic [1].

---

[1] « Comme dans la syphilis, la tuberculose etc., etc... la gravité de l'actinomycose est subordonnée à son siège, à l'ancienneté, à l'étendue des lésions et enfin au terrain... Il importe beaucoup d'établir un diagnostic précis et précoce ; en méconnaissant la

D'après M. le professeur agrégé Rochet, il faut dans l'actinomycose distinguer des lésions localisées et des lésions diffusés tendant à la généralisation. « Avec les lésions localisées, et localisées sur un organe d'importance vitale secondaire, on a un pronostic favorable et une intervention large portée au delà des limites du mal, aura des chances sérieuses d'être curative... Les lésions sont-elles diffuses au loin au contraire, frappent-elles des organes essentiellement vitaux comme le poumon, le tube digestif, le foie, etc., etc... le tableau est tout à fait différent et très sombre alors, car c'est celui des tuberculoses viscérales ou généralisées et ici les interventions sont le plus souvent palliatives seulement. »

On doit admettre sans pouvoir fixer une date, que de bonne heure, au maxillaire supérieur, les lésions peuvent être diffusées au loin. Le pronostic devient alors très grave [1]. Le pronostic n'est bénin que dans les cas très localisés où le parasite semble dépourvu de vitalité. — Schlange est d'avis que l'actinomycose peut guérir spontanément par voie de suppuration et de fistules, cela ne peut s'admettre pour l'actinomycose du maxillaire supérieur, le pronostic de la maladie abandonnée à elle-même est fatal au bout d'un temps plus ou moins éloigné.

Quand elle est localisée à une surface peu étendue du rebord alvéolaire, on peut espérer qu'un traitement appro-

---

nature de l'affection, on lui laisse le temps de s'aggraver, on permet à d'autres infections de se greffer sur les lésions initiales. Le pronostic devient alors plus incertain ». (Poncet, *l'Actin. à Lyon.*

[1] «. . Rarement la maladie débute par le maxillaire supérieur et y prend d'ordinaire un caractère de gravité extrême » (Guermonprez et Bécue).

prié donnera les meilleurs résultats, évitera la récidive et assurera une guérison parfaite et définitive.

Dans tous les cas, on doit redouter les fusées d'actinomyces à distance. Quand toute la région est envahie, les chances de succès diminuent, et l'évolution peut se poursuivre malgré l'intervention. C'est ce qui ressort des observations que nous rapportons et que nous pouvons classer ainsi :

5 cas d'actinomycose bien localisée :
5 guérisons ;
10 cas d'actinomycose ayant envahi toute la région :
9 morts.

Nous arrivons ainsi à une mortalité de 60 pour 100, chiffre qui n'est comparable qu'à celui de l'actinomycose broncho-pulmonaire (83 pour 100, d'après Jirou) ou de l'actinomycose des viscères abdominaux, 71 pour 100, et qui laisse bien derrière lui comme gravité :

L'actinomycose des membres, 33 pour 100 ;
L'actinomycose superficielle de la face, 10 pour 100 ;
L'actinomycose de la peau, 0 pour 100.

Ce sont là les résultats obtenus jusqu'à ces dernières années, il est indiscutable qu'on peut objecter que maintenant le pronostic est à modifier, que depuis l'introduction du KI dans la thérapeutique de l'actinomycose le pronostic a été amélioré et qu'il n'y a pas lieu de supposer que le traitement ioduré associé au traitement chirurgical ne puisse enrayer la maladie atteignant le maxillaire supérieur ou toute autre région, tant qu'elle n'aura pas produit de lésions trop avancées, Nous partageons cette

opinion que confirme le cas de Saltzer (obs. XIV). Enfin
la maladie laisse souvent après elle des cicatrices difformes
qui occupent une partie plus ou moins étendue du visage
et restent comme vestiges permanents des lésions de
l'actinomyces : elles déterminent parfois une asymétrie
faciale très accusée.

CHAPITRE VII

Traitement.

Le traitement de l'actinomycose du maxillaire supérieur
ne saurait beaucoup différer de celui de l'actinomycose
en général, surtout depuis l'introduction de l'iodure de
potassium dans la thérapeutique de cette maladie en 1885
par Fürthmeyer, et en 1889 par Thomassen d'Utrecht.
Nous ne reprendrons pas l'étude comparative de toutes
les médications tentées contre l'actinomyces. Qu'il suffise
de citer le traitement par la lymphe de Koch en injec ·
tions hypodermiques préconisé par Billroth en 1891, le
traitement électrochimique par l'iodure de potassium en
injections locales, le traitement par le nitrate d'argent
appliqué localement, tenté par Kœttnitz en 1888, le traitement chirurgical enfin combiné le plus souvent à l'un
des précédents.

Ces différents traitements ont donné des succès différents à ceux qui les ont essayés. De tous, celui auquel on doit avoir recours est indiscutablement le traitement ioduré auquel on associera le traitement chirurgical. L'iodure de potassium a une action curative sur toute actinomycose quelles qu'en soient la forme et la localisation. C'est la conclusion à laquelle sont arrivés ceux qui en observent des cas fréquents sur l'animal.

Malgré les expériences de Nocard qui s'est livré à des recherches concernant le mode d'action de l'iodure, on ne sait trop comment il agit : peut-être comme vaso-dilatateur (Jirou), peut-être par l'iode ; il est curieux de constater qu'une culture d'actinomyces n'est pas modifiée par l'addition de K I dans la proportion d'1 pour 100 à la gélose glycérinée.

L'iodure s'imposera dans toute actinomycose du maxillaire supérieur, étendue ou restreinte. Indépendamment de l'action chirurgicale, il paraît amener une véritable détente dans les accidents douloureux en même temps que l'état local se modifie. Sans doute, dans les observations que nous rapportons, l'iodure paraît peu efficace, mais il faut reconnaître que tous les malades n'y ont pas été soumis et que d'autres y ont été soumis tardivement. Le malade qui fait l'objet de l'observation XV a guéri complètement : sa lésion était très localisée, la malade de l'observation XXII fut soulagée momentanément, un traitement suivi méthodiquement chez elle eût vraisemblablement retardé les accidents cérébraux, s'il ne les eût conjurés. La preuve en est dans l'observation XIV, il est tout à fait regrettable que cette observation ne soit pas plus développée.

Par contre, un jeune homme atteint d'actinomycose de

deux maxillaires subit les injections de Koch sans en retirer aucun bénéfice (Makora).

A quelles doses doit-on prescrire l'iodure ? M. Netter le conseille à doses croissantes puis décroissantes, par séries de six à huit jours, en allant d'1 et 2 grammes à 6 grammes avec des repos de trois jours par quinzaine. Saltzer, dans le cas qu'il a traité et guéri, donna 2 gr. 5 pendant six semaines. Les fortes doses seront naturellement indiquées, là où une modification favorable tarde à se produire, où les lésions s'étendent rapidement, car il en est de l'actinomycose comme de la tuberculose et la syphilis : ses formes varient de malignité ; « la gravité de la maladie est subordonnée à son siège, à l'ancienneté, à l'étendue des lésions et enfin au terrain » (Poncet).

Quelle sera la part du traitement chirurgical ? L'intervention est indiquée non seulement dans les formes où l'insuccès de la médication iodurée est constaté, mais dans toute lésion actinomycosique de la région, si limitée qu'elle soit. Le diagnostic établi, il faudra, en ménageant la face dans les limites du possible, évacuer le pus par les moyens employés dans les lésions inflammatoires aiguës et, comme dans la tuberculose, faire de larges incisions [1], des grattages, des drainages, cureter les parois des abcès, enlever les séquestres, cautériser au fer rouge en dépassant toujours les lésions envahies afin d'éviter toute récidive. On ne se contentera donc jamais de l'incision simple sous peine de voir la maladie évoluer malgré l'intervention. Celle-ci sera radicale : on pourra

---

[1] Garré déclare avoir guéri des cas désespérés par de larges incisions sans résection (*Berl. klin. Woch.*, 1892).

songer à la résection temporaire du maxillaire pour atteindre les foyers profonds, comme l'a tenté Moosbrugger. C'est à cette condition seule que le bistouri aidera à l'action de la médication iodurée. Une action chirurgicale directe a l'avantage encore de soulager momentanément le malade.

Le traitement sera donc à la fois chirurgical et médical. Le premier, seul employé, exposera à l'insuccès fréquent. On emploiera les antiseptiques d'usage en donnant la préférence au nitrate d'argent qu'emploie Kœttnitz. Il sera bon, enfin, de ne pas oublier le traitement généra qu'on devra appliquer énergiquement.

La médication tonique et reconstituante ne saurait être dédaignée pour combattre l'état de dénutrition rapide dans lequel tombent fatalement les malades dont les lésions ont été abandonnées quelque temps à leur évolution naturelle.

CHAPITRE VIII

Observations.

Observation I. — *Actinomycose du maxillaire supérieur droit.*
(Du Moulin, *Bullet. Acad. roy. belge*, 1891.)

X...., femme de trente-quatre ans. La maladie se présenta au niveau de la deuxième fausse molaire du maxillaire supérieur et envahit les parties voisines en donnant lieu à des abcès multiples dans toute la moitié droite de la face.

Plus tard, des douleurs atroces se firent sentir dans le médiastin postérieur et provoquèrent des troubles respiratoires et de la difficulté de la déglutition. Les poumons restèrent indemnes. La maladie se termina par la mort, après une durée de onze mois.

Observation II (Ponfick, *die Actinomycose des Menschen*, Berlin, 1882.)

Aug., B..., barbier, quarante-cinq ans, entré le 13 janvier 1879. Ce malade, dans les derniers mois de 1878 se fit extraire la molaire postérieure du maxillaire supérieur droit, atteinte de carie. A la suite de l'extraction, une forte tuméfaction de la joue droite se produisit, accompagnée de trismus et de salivation. Son état s'aggravant, le malade entra alors à l'hôpital.

État actuel. — Le malade présente à la joue droite, un peu en avant de l'articulation temporo-maxillaire, une fistule conduisant sur le maxillaire supérieur dénudé. Trismus difficile à vaincre par des tentatives très douloureuses. La nuque est énormément tuméfiée surtout à gauche. Les apophyses épineuses sont douloureuses à la pression, l'extension et la rotation de la téte sont pénibles, les mouvements en sont très limités.

Légère matité au sommet droit.

25 juillet 1879. — On opère les fistules de la joue et on tente d'ouvrir la cavité buccale, mais on doit y renoncer, le malade présentant des phénomènes d'asphyxie. Huit jours après, dysphagie extrême, dont l'origine reste ignorée à cause du trismus. Peu après le malade vomit du pus épais venant sans doute d'un abcès du pharynx. De nouvelles fistules s'établissent, par lesquelles le pus s'écoule continuellement. On en voit à la joue, autour de l'œil, au front, à la nuque, au cou. La peau de ces régions semble vermoulue. Ces trajets fistuleux communiquent entre eux, le tissu cellulaire sous-cutané est presque complètement détruit. Le pus est clair, séreux, il renferme des granulations visqueuses et peu cohérentes entre elles.

Plusieurs interventions furent faites sur ces abcès qui s'ouvraient ainsi à l'extérieur ; mais le curetage de l'un d'eux semblait produire de nouvelles fistules. La salivation persista, mais la salive ne renfermait pas de pus. L'alimentation du malade était très dificile et très douloureuse. Si l'on ajoute à ces symptômes l'écoulement continuel de pus, on comprendra que le malade s'amaigrit rapidement et tombe dans la cachexie.

Quelques semaines avant sa mort, on ne découvrait encore aucune trace de généralisation. On constata une hypertrophie de la rate et du foie, et de l'albuminurie. L'œdème envahit les membres inférieurs et le malade mourut le 13 janvier 1880, dans un état d'épuisement extrême.

Autopsie. — Les muscles sont très atrophiés, le tissu adipeux est très rare.

Au front, à droite, près du cuir chevelu, on note une ulcération recouverte de granulations molles. Il y a un léger exorbitisme de l'œil droit, la conjonctive est œdémateuse; à l'angle externe de l'œil, on observe une ulcération mettant à nu le maxillaire supérieur.

Près du conduit auditif, une fistule conduit sur l'os sous-jacent. La région latérale droite du cou et de la nuque jusqu'à la branche montante du maxillaire inférieur présente de nombreuses cicarices résultant des incisions successives pratiquées à la région occipitale, les parties molles sont tuméfiées et les incisions qui y ont été pratiquées ne sont pas cicatrisées. Sur la région latérale gauche du cou et de la nuque, les lésions sont moins avancées.

Au niveau des quatrième et cinquième cervicales, on voit deux ulcérations : les muscles sous-jacents sont détruits et forment une masse blanchâtre, lardacée, parcourue par de nombreuses traînées jaunâtres, enveloppées de tissu scléreux. A droite, ces traînées fusent vers la région dorsale.

De place en place on trouve des abcès dont le contenu rappelle celui des trajets fistuleux ; le plus important s'étend de la septième cervicale à la quatrième dorsale. On trouve en outre de vieux trajets et de vieux abcès plus ou moins comblés par du tissu scléreux.

Les lésions osseuses s'étendent de l'apophyse ptérygoïde droite et de la face inférieure des grandes ailes du sphénoïde vers la portion basilaire de l'occipital ; de là, elles descendent jusqu'à la cinquième ou sixième cervicale pour se prolonger jusqu'à la quatrième ou cinquième dorsale. Les cinq premières côtes sont également atteintes dans le voisinage du rachis.

Le tissu osseux a formé quelques ostéophytes friables et mous au niveau des points où il est détruit.

Tout le corps de l'occipital est érodé, traversé par des trajets fistuleux qui vont s'ouvrir dans la cavité cranienne. L'aile droite du sphénoïde et les parties osseuses avoisinantes sont au contraire hyperostosées ; leur épaisseur est doublée, elles sont en même temps déformées.

Au niveau de l'occiput, on voit quelques ostéophytes. Ce sont de délicats bourgeons osseux mamelonnés, couverts de grains jaunes qui se prolongent au milieu du tissu scléreux environnant.

La capsule de l'articulation atloïdo-occipitale est épaissie et envahie par les grains jaunes ; les surfaces articulaires sont profondément atteintes. L'articulation atloïdo-axoïdienne est dans le même état.

Le canal médullaire ne paraît pas atteint.

A la place de la dernière molaire postérieure et supérieure droite, on trouve une cicatrice unie ; elle répond à l'alvéole dentaire postérieure dont les parois sont disparues, et s'étend profondément jusqu'aux parois latérales et postérieures du sinus maxillaire ; celles-ci sont à peu près complètement détruites et criblées de trous. Enfin, le sinus maxillaire lui-même est rempli de pus. Le ptérygoïdien interne est transformé en une masse fibreuse indurée.

L'émail des dents présente des éraillures nombreuses et fines, plusieurs molaires sont atteintes de carie ; il y a un dépôt de tartre dentaire abondant jusque sur les gencives. Dans le pharynx, sur la ligne médiane, au niveau de la troisième cervicale, on tombe sur un foyer purulent mycotique, se prolongeant entre l'œsophage et le rachis. On trouve quelques grains jaunes dans le corps thyroïde. Les nerfs et les gros vaisseaux du cou baignent dans le pus, les jugulaires internes, droite et gauche, sont oblitérées au niveau du corps thyroïde jusqu'au crâne, le sinus transverse gauche est thrombosé. Le muscle temporal droit est transformé en un tissu scléreux criblé de grains jaunes et traversé par des trajets fistuleux ; le masséter est atteint aussi. Le pariétal droit et l'écaille du temporal ont été quelque peu touchés par le parasite.

La face interne du crâne n'est pas atteinte, sauf à la base où l'on voit en plusieurs points des fragments de tissu jaunâtre adhérer à l'os, particulièrement à droite, entre le trou ovale et le trou rond ; des prolongements se dirigent vers le corps du sphénoïde et le trou carotidien. Le ganglion de Gasser droit baigne dans le pus ; le sinus caverneux est plein de pus : on trouve des grains jaunes derrière les apophyses clinoïdes postérieures ; celle de droite est détruite, à ce niveau l'os est creusé de dépressions nombreuses. Le sinus transverse gauche est envahi **par une** masse gélatiniforme qui s'est propagée aux veines qui s'y déversent. La pie-mère est un peu vascularisée.

Le lobe temporal droit du cerveau est atteint au niveau des foyers dure-mériens et osseux.

OBSERVATION III. — (Thèse de Jeandin) : *Localisation au périoste du maxillaire supérieur.*

X..., femme, abcès sous périosté au-dessous d'une dent molaire supérieure ; à côté des grains miliaires d'espèces différentes, on voit des champignons radiés incontestables.

OBSERVATION IV. — (Thèse de Jeandin) : *Propagation aux joues.*

H..., vingt-trois ans, maître de religion israélite ; depuis deux ans, souffre de dents creuses ; tous les mois, tuméfaction indolore des joues ; il y a trois mois, trismus. Tuméfaction plus considérable de la joue gauche de la grosseur d'une prune. Incision. La collection purulente se reforme. Nouvelles incisions. Extraction des première et quatrième molaires supérieures gauches. Induration des bords de l'incision et nouvel abcès.

12 mars 1884. — Fistule de la joue au milieu d'une plaie indurée à la hauteur du bord alvéolaire supérieur de la surface d'un mark. Latéralement, tumeur fluctuante sous une peau livide. Par la fistule, la sonde arrive sur le maxillaire supérieur dénudé au niveau de la quatrième molaire extraite. Incision. Evidement de pus rare renfermant des actinomyces. La cavité de l'abcès incisé communique par son trajet sous-cutané avec la plaie indurée. Ouverture du trajet de communication et raclage à la curette. On rugine l'os. Incision des gencives et du périoste. Désinfection au sublimé au 1/500. Pansement iodoformé. Guérison.

Observation V. — (Obs. XII, thèse de Cart) : *Actinomycose de
la région du maxillaire supérieur gauche. — Guérison.*
(Geissler.)

M..., tailleur, quarante-deux ans. Fréquentes douleurs dentaires avec fluxions.

Après une fluxion dentaire, il se forme au-dessus de la première
molaire supérieure gauche, sans troubles apparents, une tuméfaction des parties molles de la joue avoisinante. Après huit jours,
ouverture spontanée ; quelques trajets fistuleux restent ouverts,
le rebord alvéolaire est boursouflé. Débridement et grattage de
ces trajets. Cautérisation. Les sécrétions contenaient des masses
actinomycosiques. Depuis dix-huit mois la guérison s'est maintenue.

Observation VI. — (Obs. XIV, thèse de Cart) : *Actinomycose
du maxillaire supérieur droit. — Mort.* (Hochenegg.)

S. F..., valet de ferme, entre le 2 juillet dans le service de
clinique chirurgicale du professeur Albert, de Vienne. La maladie
a commencé quinze mois auparavant par des douleurs dentaires
dans les molaires droites supérieures, de sorte qu'il se fit arracher deux dents.

Quelques semaines plus tard, il remarqua de l'enflure de la
joue droite, enflure qui s'agrandit peu à peu, puis resta station-
naire. Il se forma alors un abcès au-dessous du milieu du bord
inférieur de la cavité orbitaire. Ouverture spontanée, écoulement
d'une assez grande quantité de pus. Coryza tenace. Lorsque le
malade se présenta, on enleva deux petits séquestres du bord
alvéolaire du côté malade, bord déjà dépouillé de son périoste.

Expiration rude aux deux sommets. On ne trouve dans l'expectoration ni bacille de Koch, ni actinomyces. La joue droite est
assez enflée, notamment la fosse canine ; on y remarque quelques
trajets fistuleux donnant du pus. Haleine fétide.

Dans la cavité buccale, on note que les molaires supérieures
manquent à droite, les gencives sont tuméfiées, rouges et donnent

du pus, les orifices d'implantation sont béants. Là région du palais osseux avoisinant les alvéoles vides est le siège d'une indu ration inflammatoire. Les fosses nasales sont libres. Les amygdales et le pharynx sont rouges.

L'examen du pus décèle·des actinomyces.

11 juillet. — Extraction de quelques séquestres du bord alvéolaire.

21 juillet. — Le malade quitte l'hôpital. Prompte récidive.

A sa rentrée il ne veut pas se laisser opérer. Mort dans le marasme.

OBSERVATION VII. — (Observation XV, thèse de Jeandin).

Hélène M...., vingt et un ans, tombe malade en août 1882. Douleurs dentaires des molaires supérieures. Tuméfactions successives. Récidives. Extraction des dents. Lividité de la joue. Formation de tumeurs, incision, raclage des points correspondanls aux dents enlevées. Récidive.

10 février 1883. — Nombreuses nodosités sur la partie droite du visage jusque sur l'apophyse zygomatique après l'extraction des dents cariées.

12 février. — Ouverture de toutes les nodosités qui communiquent entre elles par des trajets sous-cutanés. Pendant la cicatrisation des points incisés, formation de nouveaux foyers sur l'apophyse zygomatique. Plusieurs ouvertures et raclages infructueux.

13 avril. — On pénètre avec une sonde dans un cordon cicatriciel jusqu'au maxillaire supérieur dénudé, immédiatement au-dessus de l'alvéole de la deuxième molaire extraite. Raclage à fond de l'os. Gaze iodoformée entre le maxillaire et la joue. Opération sans succès. Nouveaux foyers. Douleurs. Sensation de liquide fluctuant. Formation de petits foyers de la grosseur d'un pois. Ramollissement de cicatrices qui se perforent et laissent passer des grains actinomycosiques. Nouvelle opération également sans succès.

11 septembre. — Extirpation radicale des tumeurs et foyers. Autoplastie. Réunion par première intention maintenue jusqu'en 1884. Guérison. ·

OBSERVATION VIII. (*Berl. klin. Woch.*, 1884., Kohler.)

X..., femme ayant été bien portante jusqu'en octobre 1883. A cette date, elle remarque une petite ulcération siégeant sur le sternum et l'attribue à un traumatisme. Quatre mois plus tard, elle entre à l'hôpital, présentant une tuméfaction diffuse du sternum. La peau est rouge, ulcérée en un point, l'articulation sternoclaviculaire droite présente de la fluctuation.

Matité de la région présternale, pouls fréquent, fièvre non continue. On porte le diagnostic du sarcome du sternum.

L'ablation de la tumeur s'imposait, elle ne fut pas pratiquée à cause des craintes qu'elle inspirait. Quelques jours après la fièvre devint continue, de petits abcès se développèrent sur les différentes régions du corps, dans la peau, le tissu cellulaire, les muscles et sous le périoste. On découvrit dans le pharynx une tumeur de la grosseur d'une pomme qui détermina des phénomènes asphyxiques. Elle s'ouvrit spontanément donnant du pus et du sang. Le pouls se maintenait entre 150 et 160 pulsations.

L'interprétation de ces symptômes était des plus difficiles. On pensa à la morve, mais il y manquait des accidents antérieurs et l'examen du pus fait par Löffler ne révéla pas les bacilles de la morve, les cultures entreprises furent négatives à ce sujet.

De nouveaux abcès se formèrent encore ; il eût été alors impossible de trouver au niveau du tronc une étendue de peau saine de la largeur de la main. Le sternum était presque totalement détruit les abcès de cette région donnaient l'impression de gommes syphilitiques ramollies si l'on eût pu songer à la syphilis. La malade succomba le 27 avril dans le collapsus.

Les tumeurs innombrables étaient de la grosseur d'une noix à celle du poing et renfermaient un pus visqueux, jaune verdâtre ou rougeâtre à la cuisse, elles s'étendaient du périoste à la peau, à travers les muscles.

Autopsie. — Les ulcérations de la région présternale permettent d'arriver sur le péricarde, les deux feuillets de celui-ci étaient à peu près soudés ; dans leur épaisseur, dans le myocarde, on trouve de nombreux nodules du volume d'un haricot, tous remplis de pus.

Les poumons sont intacts, toutefois la plèvre diaphragmatique droite renferme aussi de petits nodules. On en retrouve dans la langue, autour de la trachée, dans le corps thyroïde, le foie, la rate, le rein, le côlon. Dans l'intestin grêle les nodules se sont transformés en ulcérations ; et dans le rectum, on trouve des pseudomembranes.

A la face interne de la dure-mère, on trouva plusieurs abcès de la grosseur d'un grain de mil ou d'un haricot. On en conta vingt dans la pie-mère. Quelques-unes étaient disséminés dans l'encéphale.

Le liquide des abcès et des nodules était partout le même, d'odeur spéciale, non fétide, jaune verdâtre, filant et renfermant de nombreuses granulations reconnaissables à l'œil nu.

Il s'agissait en effet, d'un cas d'actinomycose ayant évolué comme la morve ; la porte d'entrée du parasite fut à n'en pas douter le maxillaire supérieur gauche. En l'examinant on trouve les dents cariées ; dans les alvéoles et dans la muqueuse on trouve des actinomyces.

OBSERVATION IX. Thèse de Cart. — *Actinomycose du maxillaire supérieur. — Extension à la nuque, au dos, au cerveau (Moosbrugger). — Mort.*

Christine Maïer, vingt-sept ans. En juin 1884, douleurs très vives qui surviennent sans raison apparente dans les régions de l'oreille et du maxillaire supérieur à droite en s'irradiant vers le maxillaire inférieur. La joue droite est considérablement enflée. On sent dans la région de nombreuses nodosités. Incision. Peu de pus, les douleurs ne disparaissent pas. La malade entre à l'hôpital en décembre 1884.

Etat actuel. Femme anémiée, la joue droite est criblée d'ou-

vertures de trajets fistuleux qui gagnent le cou ; d'autres se dirigent vers la paupière inférieure. La tuméfaction [s'étend jusqu'à
la nuque et de là sur toute cette région fluctuante, douloureuse à
la pression. La bouche peut à peine être ouverte.

Le 3 janvier 1885, incision de la tumeur de la nuque, il s'écoule
une petite quantité de pus infect, dans lequel on trouve les petits
corps blancs jaunâtres pathognomoniques de l'actinomycose.

23 février. — La partie du visage est enflée, mais aucun des
trajets fistuleux n'est fermé ; à la nuque la tuméfaction a gagné à
gauche. L'ouïe a beaucoup diminué.

7 mars. — Incision du côté gauche de la nuque. Un trajet
purulent va presque sous la clavicule. Sur le sternum, une tuméfaction ainsi que dans la région du pariétal droit.

14 avril. — Mort dans le marasme.

Autopsie. — Peau de la joue droite recouverte de croûtes
épaisses et sèches qui recouvrent eux-mêmes de petits foyers purulents. Tuméfaction de la région de la nuque qui est criblé d'ouvertures de trajets fistuleux dont il s'écoule un liquide sanguinolent
contenant des grains jaunâtres.

A l'incision de la région occipitale et de la nuque, on arrive sur
des foyers remplis de pus blanc jaunâtre ou sanguinolent ainsi que
sur un tissu ayant l'apparence de la substance blanche du cerveau.
Entre les deux omoplates, on arrive sur des foyers purulents nombreux entourés de tissu conjonctif nécrosé. Une incision plus profonde conduit dans le tissu musculaire parsemé de foyers de
diverses grandeurs et entourés d'un tissu induré de couleur blanchâtre.

Les vertèbres ne sont nullement malades, des abcès siègent entre
l'œsophage et la colonne vertébrale jusqu'à la base du crâne. Rien
au pharynx ni aux amygdales.

La calotte cranienne est très mince. En enlevant le cerveau, on
note une infiltration purulente de la moelle allongée, le plancher
du quatrième ventricule, le chiasma, la partie postérieure du
gyrus rectus sont baignés par un pus verdâtre, épais qui s'étend
du pont de Varole jusqu'au trigone.

Les nerfs craniens sont aussi entourés plus ou moins par la

nappe purulente, dans la région de la selle turcique et dans le voisinage du trou occipital. La dure-mère est anormalement vascularisée et présente des lésions de pachyméningite.

Le sinus latéral gauche renferme du sang liquide ; à droite, près du golfe de la jugulaire interne, il est obstrué par une masse blanc jaunâtres molle, contenant du pus et adhérente aux parois du vaisseau.

La substance cérébrale est ramollie, les ventricules latéraux agrandis. Dans la partie postérieure du *gyrus rectus*, à gauche, on trouve un abcès de la grosseur d'un pois renfermant du pus jaune verdâtre.

Au niveau de la protubérance, la pie-mère est infiltrée de pus, çà et là on aperçoit de petits points blancs purulents.

Les molaires supérieures sont fortement érodées, elles ont même perdu leur émail et sont creusées de petites cavernes ne pénétrant pas cependant jusqu'à la pulpe dentaire.

Rien dans les autres organes.

OBSERVATION X. — (Obs. XV, thèse de Cart). — *Actinomycose du maxillaire supérieur et inférieur gauches. — Mort* (Hochenegg.)

L. F…, coiffeur à Vienne, entre le 3 juin dans le service du professeur Albert. Depuis quelques années, il souffre de fréquentes douleurs dentaires soit à droite, soit à gauche, avec tuméfaction des parties avoisinantes; ce qui l'obligea à se faire arracher successivement plusieurs dents.

En janvier 1885, à la suite d'une longue marche par un vent froid, une nouvelle tuméfaction se produisit à gauche, qui fut rebelle à tout traitement. Le malade vint se faire voir à la consultation externe. En février la tumeur s'abcéda et s'ouvrit spontanément au-dessous de la paupière inférieure gauche.

Le malade entre à l'hôpital au mois de juin, son état est le suivant :

La joue gauche est le siège d'une tuméfaction dure, diffuse, qui

s'étend de l'aile gauche du nez jusqu'à l'oreille. On remarque dans
la région malaire de nombreuses cicatrices et des ouvertures de
trajets fistuleux présentant une coloration rouge violet. On ne
peut pas examiner l'intérieur de la bouche. Haleine fétide.

17 juin. — Le Dr Maydl fait l'excision de la partie fistuleuse
de la joue ; on voit alors que la face antérieure du maxillaire supérieur, ainsi que la branche horizontale du maxillaire inférieur
gauches sont malades, dénudées et rugueuses au toucher.

Les parties malades sont facilement enlevées ainsi que les fongosités qui se trouvent sur les os, fongosités que l'examen microscopique révèle farcies d'actinomyces.Toutes les parties mises à nu
sont cautérisées au thermocautère. Pansement à l'iodoforme. Pendant l'opération, l'examen de la cavité buccale montre qu'il man-
que plusieurs dents et que l'état de presque toutes les molaires
supérieures gauches est déplorable.

Le malade quitte l'hôpital le 4 juillet 1885.

Au cours de l'opération, on avait cru que les lésions osseuses
étaient si avancées qu'il ne pouvait être question d'une cure
radicale, la seule qui eût pu amener une guérison durable.

A partir du mois d'octobre 1886, le malade éprouva de la dysphagie, un abcès s'ouvrit en avant et sur la face latérale gauche du
cou. Le trajet fistuleux formé laissa passer les aliments, de sorte
que le malade dut être nourri avec la sonde œsophagienne. Le
malade fut enfin pris de toux avec expectoration muco-puru-
lente.

Il mourut le 21 décembre 1886 après deux ans de maladie, dans
le marasme le plus profond.

OBSERVATION XI. *(Bulletin Acad. roy. belge.*, 1891, van der
Strœten et Lejeune.)

B..., vingt-quatre ans, soldat depuis trois ans.

L'affection débuta en septembre 1887 par le maxillaire supérieur gauche (gonflement considérable puis abcès et trajet fistuleux). Des incisions et le raclage des parties atteintes ne purent

arrêter les progrès du mal. Au mois de juillet 1888, dix mois après le début de l'affection, la moitié gauche de la face était fortement tuméfiée. On y voyait des cicatrices, trace des interventions opératoires, et à côté deux ouvertures fistuleuses conduisant sur le malaire et le maxillaire supérieur.

Le gonflement s'étendait au cou et jusque sous la clavicule, formant une sorte de cuirasse percée de plusieurs orifices. Ceux-ci donnaient issue à un liquide assez clair dans lequel on reconnut les grains caractéristiques.

L'état général était très mauvais.

Plus tard survinrent des symptômes du côté de l'appareil respiratoire (dyspnée, toux, expectoration abondante, petites hémoptysies). On nota également la présence d'albumine dans les urines.

L'affection progressa vers la partie postérieure de la nuque et du tronc, déterminant un abcès à la région dorsale.

Enfin, il survint de la céphalée violente, des convulsions dans les membres droits, suivies de paralysie complète du bras et de parésie de la jambe, de l'aphonie avec conservation de l'intelligence.

Le sujet succomba le 7 avril 1889. L'affection avait duré un an et demi.

A l'autopsie, on trouva outre les lésions extérieures qu'on pouvait déjà constater pendant la vie, des adhérences pleurales et dans chaque poumon un vaste abcès anfractueux.

Dans le cerveau, on rencontra également un abcès volumineux, dans l'hémisphère gauche. Le pus de ces divers abcès renfermait des grains d'actinomycose.

OBSERVATION XII. — (*Münch. med. Woch.*, 1891. Koch.)

Ch. M..., femme, soixante et un ans, souffre depuis le printemps de 1890 de douleurs siégeant du côté gauche de la face et de fluxions répétées du même côté. Les douleurs sont attribuées soit à des névralgies soit à des dents cariées. Quoi qu'il en soit, elles n'ont cédé à aucun traitement, et depuis six semaines, la malade présente une tuméfaction considérable de la moitié gauche de la face, s'étendant jusqu'à l'oreille.

Etat actuel. — 12 août 1890. Femme très amaigrie, d'un teint jaunâtre. Radiale et temporales athéromateuses. Pouls dur : 70 à 80 pulsations. La région parotidienne et préauriculaire, la joue sont sont très tuméfiées.

Les parties molles sont infiltrées, de l'arcade zygomatique à l'angle du maxillaire inférieur. En trois points, on perçoit de la fluctuation. Ces points sont saillants, gros comme un œuf de pigeon, et situés, l'un au-dessous de l'arcade zygomatique, le deuxième, à l'angle du maxillaire inférieur, et le dernier entre les deux.

Dans la bouche, au-dessus des molaires supérieures gauches, une fistule donne du pus. Le stylet introduit conduit dans le sinus maxillaire en détachant quelques parcelles osseuses. Plus de dents au maxillaire supérieur, sauf quelques racines cariées au niveau des incisives. La pression sur les gencives au niveau de ces chicots fait sourdre du pus.

La mâchoire inférieure ne porte plus que deux dents.

Pas de tuméfaction des ganglions sous-maxillaires et cervicaux.

La ponction de l'un des points fluctuants donne un peu de pus dont l'examen est négatif au point de vue de l'actinomycose.

Du 12 au 15 août 1870, la température tomba, mais la malade se plaignit sans cesse de douleurs de tête très violentes à peine soulagées par la morphine à haute dose.

15 août.— Incision de trois points fluctuants qui donnent un pus visqueux, il semble que les abcès siégent dans la parotide même détruite dans sa partie antérieure. La fistule buccale est dilatée et on ouvre le sinus maxillaire dont les parois sont curetées.

Pansement à la gaze salicylée.

Le lendemain, dans la sérosité qui s'écoule des plaies opératoires, on trouve pour la première fois des grains d'actinomycose.

En pressant au niveau de l'arcade zygomatique, on en fait sourdre de nouveaux. Ce même jour, on note du ptosis de la paupière supérieure droite.

Dans les jours qui suivirent, les trois plaies opératoires devinrent confluentes.

A la fin d'août, les plaies parotidiennes étaient cicatrisées.

La cicatrisation de l'antre d'Highmore se fit plus lentement.

Après l'opération, les névralgies faciales et les céphalalgies étaient devenues moins intenses, l'état de la malade s'était amélioré, l'appétit perdu était revenu, les forces s'étaient relevées, le ptosis droit persistait ainsi qu'une fistule au sinus maxillaire, quand, le 28 septembre 1890, la malade revint, se plaignant de violentes douleurs à la déglutition. Son état général était de nouveau mauvais, elle était très amaigrie et dans un état mental voisin de la démence, les yeux hagards, répondant avec colère et par monosyllabes aux questions posées. Le ptosis était disparu, des fistules s'étaient ouvertes sur les cicatrices parotidiennes, la fistule du sinus maxillaire persistait toujours. Tout le palais osseux, la voûte palatine et le voile du palais étaient le siège d'une tuméfaction dure sans fluctuation.

Rien à la paroi postérieure du pharynx.

La déglutition des liquides était devenue pénible.

6 octobre 1890.— La malade mourut, probablement de cachexie. L'autopsie ne fut pas pratiquée.

OBSERVATION XIII. — (Partsh). *(Centralblatt für Augenheilkunde, 1893.)*

X..., jeune fille de quinze ans, a toujours été bien portante, n'a jamais souffert des dents, si ce n'est depuis six mois. A ce moment une petite tumeur s'est développée sur le maxillaire supérieur droit, près d'une dent cariée. On crut à une périostite et elle fut traitée en conséquence, mais ne rétrocéda pas et s'étendit au contraire tout autour du point primitivement atteint. L'avulsion de la première molaire droite supérieure cariée, fut pratiquée pour lutter contre le mal. La plaie alvéolaire se cicatrisa, mais le mal envahit malgré cela la face et la région massétérine.On fit de petites incisions sur la région tuméfiée et ramollie, ce qui détermina l'issue de petites masses purulentes. La maladie évolua néanmoins ; l'œil fut atteint, la paupière inférieure se tuméfia, puis ce fut le tour de la paupière supérieure.

Quelques jours après, on constatait une petite tumeur dans l'épaisseur de celle-ci ; l'œil ne pouvait être ouvert qu'avec beaucoup de difficulté. On l'adressa à Partsh.

A cette époque, la malade était pâle, anémiée, présentant une tuméfaction diffuse de la moitié droite de la face, très accentuée à la paupière supérieure où on apercevait une tumeur du volume d'une noisette. Celle-ci était fluctuante. La peau de la région tuméfiée était assez pâle.

Au voisinage de l'angle inférieur, en plusieurs points la peau était perforée et livide autour des fistules. La pression en faisait sourdre un pus épais peu abondant contenant des granulations d'actinomycose, sur la face antérieure du maxillaire supérieur, l'affection paraissait assez limitée. Pas de trismus. Tuméfaction au niveau de l'os malaire.

Opération, 6 août. — Une incision sur le masséter met à nu un abcès mycotique s'étendant jusqu'à la face antérieure du maxillaire supérieur et dans la paupière inférieure, puis un second foyer identique au précédent.

La face antérieure du maxillaire supérieur est dépolie avec quelques ostéophytes. On extirpe le foyer de la paupière supérieure qui communiquait avec les précédents. Curetage. Pansement à l'iodoforme. Au cinquième jour, on suture les lèvres de la plaie. Guérion rapide.

En septembre, les plaies étaient complètement cicatrisées, à leur niveau, les parties molles adhéraient à l'os. Six mois plus tard, la guérison se maintenait encore.

OBSERVATION XIV. — (Saltzer, *in* Guermonprez et Becue).

X..., femme de quarante-neuf ans, atteinte d'actinomycose de la mâchoire supérieure de l'os jugal, du temporal et même du frontal. Trismus, surdité, occlusion des paupières. Dès qu'une incision eut évacué un peu de pus pour permettre le diagnostic, la médication iodurée fut instituée à la dose de 2 gr. 5 par jour

Après six semaines de traitement, la guérison était complète. Les moyens adjuvants furent des lotions au sublimé, des pansements à la gaze iodoformée et des collutoires au permanganate de potasse.

OBSERVATION XV. — (Poncet et Coignet, *Soc. des Sc. méd.*, 1893).

Joseph R..., cinquante ans, habitant Torcieux (Ain), robuste, bien portant, n'a jamais été malade. Il est sujet à de fréquents maux de dents et si l'on examine ses gencives, on les voit en effet recouvertes par une multitude de chicots et de dents cariées.

Début des accidents en janvier 1893, apparition vers l'aile du nez d'une tuméfaction dure, indolente qui a persisté.

A son entrée à l'hôpital, on constate une tumeur allongée, faisant saillie, effaçant le sillon nasogénien du côté droit et ressemblant à première vue à un simple gonflement osseux.

En pressant sur cette tuméfaction, on fit sortir par une petite fistule qui existe sur la gencive supérieure au niveau de la dent de l'œil, un peu de pus où se trouvaient mélangés quelques grains, ressemblant à de la poudre d'iodoforme peu finement pulvérisé. M. le Dr Dor examine ces grains et y constate la présence d'actinomyces. M. le professeur agrégé Jaboulay pratique un léger curetage.

Le malade a été soumis au traitement par l'iodure de potassium; revu le 26 octobre 1894, il ne présente qu'une légère tuméfaction superficielle, dure. Il n'y a plus de suintement de pus; revu dans les premiers jours de janvier 1895, il ne présente plus trace de la lésion primitive.

Observation XVI. (*L'Actinomycose humaine à Lyon* par le professeur 'Poncet, 1894). — *Nécrose actinomycosique du maxillaire supérieur gauche. — Actinomycose térébrante, large perte de substance comme dans un syphilome tertiaire. — Envahissement de la base du crâne. — Mort.*

C... S..., ménagère, habitant Corbonod près Seyssel (Ain), entrée le 16 novembre 1894.

La malade se fait difficilement comprendre en raison de l'étendue des lésions buccales. Antécédents héréditaires nuls.

Antécédents personnels : deux ans après son mariage elle eut un enfant qui mourut deux ans après sa naissance, pas de fausses couches, elle a une fille de dix-sept ans bien portante. Son mari est vivant et jouit d'une santé robuste. La malade travaille à la campagne, garde souvent les bestiaux et quand arrive la saison des travaux dans les vignes, elle tient à tout moment serrés entre les dents des faisceaux de paille destinés à lier les ceps. Le début de son affection remonte à cinq mois et demi. Il fut nettement marqué par des douleurs assez vives au niveau des dents du maxillaire supérieur gauche. Ces dents étaient du reste cariées pour la plupart depuis très longtemps et l'avaient fait souffrir à plusieurs reprises. Elles devinrent rapidement mobiles dans leurs alvéoles et un mois après le début de son affection, la malade put elle-même en extraire deux.

Les douleurs persistant tenaces et aussi vives au niveau des autres dents, elle alla consulter le Dr Sérullaz de Seyssel qui lui en extirpa quatre à trois reprises différentes. A la seconde intervention, il vint avec la dent un fragment du maxillaire supérieur devenu rapidement friable et le Dr Sérullaz adressa cette pièce au laboratoire de M. le professeur Poncet où M. Dor en fit un examen microscopique. Il trouva dans les cavités du séquestre de nombreux actinomyces qui ne laissaient aucun doute sur la nature de la maladie.

Pendant cette période et jusqu'à ce jour elle n'eut aucune trace de gonflement du côté des gencives ; elle n'eut jamais de tuméfaction de la joue. La lésion fit de rapides progrès, détruisant le palais du côté gauche en partie, rongeant la zone alvéolaire, nécrosant enfin presque tout le maxillaire supérieur. Le Dr Sérullaz intervint de nouveau, il racla les parties nécrosées et institua un traitement à l'iodure de potassium. La maladie s'arrêta très rapidement dans sa marche, le processus destructif s'apaisa et la perte de substance semble aujourd'hui à peu près complètement limitée.

Etat actuel. — La malade n'est pas du tout cachectique, mais a plutôt un bon état général, elle dit cependant avoir maigri sensiblement depuis trois mois. Les recherches au point de vue d'une syphilis antérieure et de lésions tertiaires sont négatives. Pas d'hyperostoses, pas de douleurs osseuses, pas d'ulcérations, pas de cicatrices, pas de groupes ganglionnaires. Les dents cariées en haut du côté droit, sont relativement bonnes à la mâchoire inférieure. Le nez n'est pas effondré. Actuellement les désordres causés par la lésion sont très étendus. Le massif maxillaire et la moitié gauche du palais ont disparu à peu près complètement, laissant à leur place une cavité irrégulière, bizarrement taillée au milieu de la face, cavité où viennent communiquer la bouche, le sinus maxillaire ouvert, la fosse ptérygomaxillaire et les fosses nasales, un peu voilées par le palatin gauche resté indemne, car la lésion a respecté complètement la ligne médiane et a emporté le palais gauche suivant une ligne courbe.

Sur les parois du sinus on trouve une couche puriforme peu odorante, ne contenant pas d'actinomyces. Dans le cours de son affection, la malade n'a jamais présenté de collection purulente, jamais elle n'a craché de pus, jamais il n'en est sorti par ses narines. Toutes les parties détruites, nécrosées, n'offrent ni végétations ni bourgeonnemeut, jamais la malade n'a eu d'hémorragie buccale. Les tissus limitants la zone détruite sont roses, un peu pâles. Leur pression n'est pas douloureuse. A la limite antérieure de la lèvre, deux dents : les deux incisives gauches sont déjà branlantes, elles sont indolores et ne semblent pas cariées. Actuellement la malade n'accuse pas de douleurs spontanées, sauf au niveau du sillon naso-facial et vers l'angle interne de l'œil gauche, à ce niveau on ne remarque rien de particulier. La paroi inférieure de l'orbite ne semble pas atteinte,bien qu'elle semble molle à une légère pression indolore. Jamais de troubles oculaires.

Le sens du goût est à peu près complètement aboli et les sensations olfactives à peu près éteintes. Pas de salivation exagérée, la langue est saine, on trouve un petit ganglion sus hyoïdien médian et un autre à l'angle de la mâchoire inférieure.

La joue affaissée par la destruction du massif maxillaire, a gardé sa coloration normale et n'a pris aucune part à l'évolution de la maladie.

Les poumons et le cœur sont sains, les urines normales.

Cette malade est restée plusieurs semaines dans le service de Clinique du professeur Poncet. Soumise au traitement ioduré (K I. 4 à 6 grammes). Son état parait s'améliorer ; mais les douleurs ont de la tendance à reparaître. La malade est reprise de nostalgie, et, quoique souffrant plus qu'au moment de son entrée, sort le 24 décembre 1894.

Elle est morte le 8 janvier 1895, les douleurs avaient augmenté, l'actinomycose s'était étendue à la région orbitaire gauche, puis avait envahi la base du crâne.

Dans les derniers jours, la malade qui avait cessé tout traitement depuis sa sortie de l'hôpital, avait présenté du délire et des signes de méningite.

CONCLUSIONS

L'actinomycose du maxillaire supérieur a été, d'après
les faits publiés, observée 16 fois. Sur ces 16 observations, 2 ont été recueillies à la clinique de M. le
professeur Poncet. L'actinomycose du maxillaire supérieur est donc relativement rare, surtout si l'on considère
la fréquence de la maladie du côté de l'angle inférieur de
la mâchoire, de la branche montante : en un mot de la
région temporo-maxillaire.

Chez les 11 actinomycosiques observés par M. le professeur Poncet, 6 fois l'actinomycose occupait la région
temporo-maxillaire, 2 fois le maxillaire supérieur.
Nos 16 observations concernent 7 hommes et 9
femmes. De ce nombre, 3 se livraient aux travaux de
la campagne, mais les renseignements sur la profes-
sion et le lieu de séjour des autres malades sont incom-
plets. Dans 10 observations, l'infection paraît s'être faite
par des dents cariées ou du moins à leur niveau. Le

plus grand nombre des malades ont eu avant la maladie soit des fluxions, soit des douleurs dentaires qui ont souvent nécessité l'avulsion des molaires. Il semble possible, dans quelques cas, que l'actinomyces se fixe sur une alvéole déshabitée non encore cicatrisée. L'âge des malades a varié de quinze à soixante-six ans, toutefois la maladie prédomine entre vingt et quarante-cinq ans.

Dans quelques cas, il n'est pas fait mention de l'état des dents (obs. I, III, XIV) ; nous savons du reste que, dans l'infection actinomycosique par la voie buccale, il n'est pas nécessaire de trouver des dents malades pour expliquer la pénétration du parasite. Maintes fois, les dents ont été signalées comme étant saines et nous avons vu à la clinique chirurgicale plusieurs cas de ce genre.

Au niveau du maxillaire supérieur il est infiniment probable comme dans d'autres régions du squelette que les actinomyces se développent primitivement dans le tissu cellulaire sous-muqueux du rebord alvéolaire et que l'infection osseuse est ici encore secondaire. Il n'existe pas en effet actuellement d'observation probante d'actinomycose primitive du tissu osseux. Le squelette est envahi plus ou moins rapidement par continuité ou à distance dans le cas de foyers primitifs d'où partent des embolies parasitaires.

Au maxillaire supérieur, les conditions de défense de l'os nous paraissent amoindries dans une grande partie de son étendue par suite de conditions anatomiques spéciales : peu d'épaisseur d'un périoste protecteur, continuité directe avec la muqueuse buccale, etc.

L'actinomycose, là comme ailleurs, primitive dans les parties molles, peut envahir rapidement cette partie du squelette : c'est là un point fort intéressant dans l'histoire de l'actinomycose du maxillaire supérieur et qui peut avec la facilité d'une infection associée nous donner la clef, en tenant compte de la structure de l'os, de la forme destructive de l'actinomycose.

Les rapports du maxillaire avec la base du crâne nous expliquent encore la malignité de cette variété d'infection d'après son siège, alors que la lésion gagnant la base du crâne s'étend aux méninges et aux centres nerveux. Nous trouvons en effet dans nos 16 observations la proportion énorme de 9 morts contre 6 guérisons : c'est donc plus d'1 mort sur 2 cas. Deux fois les malades ont présenté des symptômes de méningo-encéphalite (obs. XVI et XII). A l'autopsie des sujets des observations II, VIII, IX, XI, on trouva des abcès actinomycosiques dans l'encéphale.

La mort peut encore être due à des fusées dans le médiastin postérieur, le long du rachis, laissant les poumons indemnes (obs. 1), à la généralisation, où à la dégénérescence amyloïde.

Au point de vue clinique, on peut donc avec M. le professeur Poncet voir, dans l'actinomycose du maxillaire supérieur, une des formes les plus sévères de cette maladie. Ici encore, il doit s'agir surtout d'une question de terrain, l'affection doit être divisée en actinomycose bénigne et maligne : dans cette variété, les lésions s'étendent rapidement, détruisent le squelette et, comme dans notre observation XVI, créent des désordes irréparables. L'association d'autres microbes aux actinomyces enlève très probablement à la maladie son caractère qui dans d'autres régions est sclérogène et elle détermine alors des lésions de nécrose moléculaire.

Comme dans toute actinomycose externe abordable, le traitement doit être médical et chirurgical ; on adminis-trera l'iodure de potassium à l'intérieur, les abcès seront incisés, on interviendra largement à cause des prolonge-ments de ces abcès, on drainera les plaies, on ne négligera pas enfin l'antisepsie buccale.

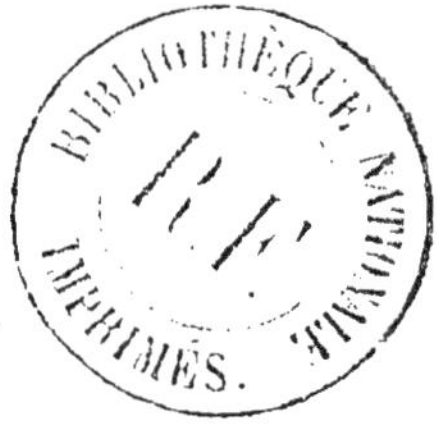

BIBLIOGRAPHIE

Becue, De l'Actinomycose, thèse Paris, 1892.

Bérard, Iodure de potassium dans l'actinom., thèse Bordeaux, 1894.

Cart, De l'Actinomycose, thèse Paris, 1890.

Choux, Arch. gén. de méd. (av. 1895).

Chrétien, De l'Actin. humaine (sem. méd., janv., 1895).

Gangolphe, Mal. inf. et parasit. des os.

Guermonprez et Becue, l'Actinomycose.

Jeandin, De l'Actinomycose, thèse Genève, 1886.

Jullien, Traité des maladies vénériennes.

Poncet, l'Actinom. humaine à Lyon.

— Un cas d'Actin. du max. sup., Lyon méd , 1893.

Ponfick, die Actinomycose des Menschen.

Roger, Art. ACTINOMYCOSE, du Traité de méd.

Roussel, De l'Actinomycose, thèse Paris, 1891.

Ziegler, Traité d'anat. pathologique.

Revue des sciences médicales, 1886 à 1895.

Berliner klin. Woch., 1886 à 1894.

Münch. med. Woch., 1887 et 1891.

Prag. med. Woch., 1886 et 1889.

Revue med. de la Suisse romande, 1891.
Forschritt der Medicin, 1894.
Centralblatt für Augenheilkunde, 1893.
Bulletin Acad. roy. belge, 1891.
Lyon médical, déc., 1894.
Mercredi médical. 1891 à 1895.

TABLE

Lyon — Imp. Pitrat Aîné, A. Rey Successeur, 4, rue Gentil. — 12800